Erstaun! Mittelmeer-Diät Kochbuch

Der Essentielle Leitfaden Für Anfänger Mit Einfachen Rezepten, Um Ihren Lebensstil Mit Der Mittelmeerdiät Zu Verbessern

Kelly Spencer - Sabine Martin

Informationen entstehen, einschließlich, aber nicht beschränkt

auf Fehler, Auslassungen oder Ungenauigkeiten.

Inhaltsverzeichnis

Einleitung

Vielen Dank für den Kauf *Erstaunliches Mittelmeer-Diät-Kochbuch: Der Essentielle Leitfaden Für Anfänger Mit Einfachen Rezepten, Um Ihren Lebensstil Mit Der Mittelmeerdiät Zu Verbessern.*

Genau die nahrhaften Fette, die bei der mediterranen Diät gefunden werden, sind höchstwahrscheinlich einer dieser Schlüssel in Ihre Blutdrucksenkung, die im dritten Essmuster der Menschen zu beobachten ist. Diese gesunden Fette enthalten die einfach ungesättigten Fette in Olivenöl sowie einige Nüsse und auch die Omega3-Fettsäuren in vielen Fischen vorhanden. Es ist billig. Der Mediterrane Ernährungsplan ist auch dann erhältlich, wenn Sie im Haushalt sind. Hülsenfrüchte, Obst, Gemüse, Kräuter, Vollkornprodukte und Kokosöl sind billiger, weil sie scheinen. Allerdings bieten sie so viel Vielseitigkeit in der

Küche.

Steigern Sie die Intelligenz

Die Mediterrane Ernährung kann auch der verminderten
Leistungsfähigkeit des Geistes entgegenwirken. Die
Entscheidung für diesen Lebensstil kann Ihnen erlauben, Ihr
Gedächtnis zu erhalten, was zu einem allgemeinen Schub in
Ihrer kognitiven Gesundheit und Fitness. Gemüse wie
Brokkoli, Spinat, sowie Früchte wie Himbeeren, Kirschen, und
Erbsen haben alle Antioxidantien, die freie Radikale
neutralisieren, die Ihren Geist beeinflussen. Die mediterrane
Ernährung neigt dazu, sich auf einfach ungesättigte Fette zu
konzentrieren, die Öle wie Kokosöl enthalten. Die Öle und
auch die essentiellen Fettsäuren, die Sie aus Omega-3 (vom
Bass) gewinnen, vereinen sich, um Ihre Arterien intakt zu
halten. Das erhöht die Fitness des eigenen menschlichen
Gehirns und reduziert Ihre Wahrscheinlichkeit, Krankheiten
wie Alzheimer und Demenz zu haben.

Fördern Sie Entspannung

Die mediterrane Ernährung kann überraschenderweise den Komfort fördern. Die Ernährung kann Ihre Insulinraten senken und auch dazu führen, dass Sie sich entspannt fühlen. Hoher Blutzucker kann Sie hyperaktiv und nach dem Wrack machen; jedoch ausgewogene Mahlzeiten mit viel Vollkorn, Gemüse, Früchten usw. zu essen. hilft, den Blutzucker zu stabilisieren, so dass Sie sich entspannen und ausruhen. Da ein wesentlicher Teil dieses Lebensstils das Essen mit Der Familie am Esstisch ist, wird der Komfort maximiert. Mit einer hochwertigen Mahlzeit auf Ihrer Rute, Komfort wird wahrscheinlich transparent mit diesem spezifischen Diät-Programm sein.

Verbessern Sie Ihre Disposition

Der Ernährungsplan kann es ermöglichen, günstig zu bleiben, auch wenn sich die Dinge nicht bewegen. Gesund am Leben tut dies. Immer wenn du genug Nahrung gegessen hast, um Gas zu geben, mit viel Nahrung, findet der Körper. Erfüllung und Ausdauer verbessern Ihre Stimmung. Für Sie, die Verwendung der Diät genau ist wahrscheinlich dazu führen, dass Sie das Gefühl, als ob Sie etwas Gutes für sich selbst tun und damit verbessert Ihre allgemeine Stimmung.

Verbesserung der Hautbeschwerden

Fische verbrauchen Omega3-Efas. Sie stärken das Hautgewebe und helfen ihm, noch glänzender und elastischer zu werden. Ätherisches Olivenöl, Rotwein und Beeren enthalten viele Antioxidantien, um vor Hautschäden durch chemische Reaktionen und auch längere Sonneneinstrahlung zu schützen.

Alzheimer-Krankheit

Sobald wir älter werden, unser Gehirn Psychologe. In vielen
Studien, darunter eine in Neurology im Jahr 2017
veröffentlicht, Forscher entdeckten, dass Personen, die nach
dieser Mediterrane-Diät essen in der Regel eine
beeindruckendere Gehirngröße im Vergleich zu Menschen,
die nicht auf diese Weise essen. Einige Ärzte spekulieren,
dass die Verwendung eines größeren Gehirns helfen kann, die
Möglichkeit von Herzproblemen, einschließlich Demenz und
Alzheimer-Krankheit, zu senken.

Herz-Kreislauf-Erkrankungen

Viele medizinische Fachkräfte sind sich darin, dass die
mediterrane Ernährung die Wahrscheinlichkeit von Herz-
Kreislauf-Erkrankungen verringert, so eine Institution in den
Ernährungsrichtlinien für Amerikaner.

Frühstück

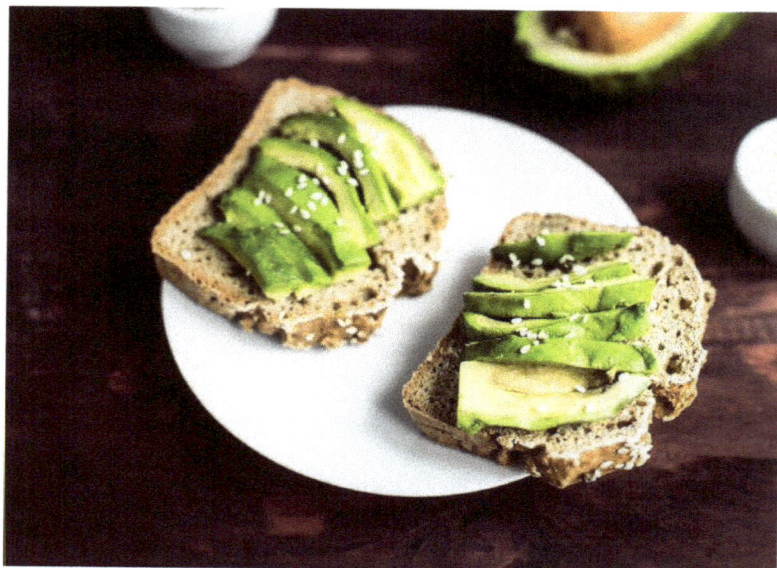

Morgenpizza mit Sprossen

Zubereitungszeit: 15 Minuten Kochzeit: 20 Minuten

Portionen: 6

Zutaten:

- 1/2 Tasse Weizenmehl, Vollkorn

- Zwei Esslöffel Butter, weich

- 1/4 Teelöffel Backpulver

- 3/4 Teelöffel Salz

- 5 oz Hühnerfilet, gekocht

- 2 oz Cheddar-Käse, geschreddert

- Ein Teelöffel Tomatensauce

- 1 oz Bohnensprossen

Wegbeschreibungen:

1.Make the pizza crust: Mischen Sie Weizenmehl, Butter, Backpulver und Salz. Kneten Sie den weichen und nicht klebrigen Teig. Fügen Sie bei Bedarf mehr Weizenmehl hinzu.

2.Lassen Sie den Teig für 10 Minuten abkühlen.

3.Dann legen Sie den Teig auf das Backpapier. Bedecken Sie es mit dem zweiten Backpapier.

4.Roll up den Teig mit Hilfe des Nudelholzes, um die runde Pizzakruste zu bekommen.

5.Danach entfernen Sie das obere Backpapierblatt.

6.Übertragen Sie die Pizzakruste auf das Tablett.

7.Spread die Kruste mit Tomatensauce.

8.Dann zerkleinern Sie das Hühnerfilet und arrangieren Es über die Pizzakruste. Geschredderten Cheddar-Käse hinzufügen.

9.Backen Sie die Pizza für 20 Minuten bei 355F.

10.Dann die gekochte Pizza mit Bohnensprossen aufziehen und in Portionen schneiden.

Ernährung:

•Kalorien: 157 Fett: 8,8 g Ballaststoffe: 0,3 g

•Kohlenhydrate: 8,4 g Protein: 10,5 g

Mini Frittatas

Zubereitungszeit: 5 Minuten

Kochzeit: 15 Minuten

Portionen: 12

Zutaten:

- Eine gelbe Zwiebel, gehackt

- 1 Tasse Parmesan, gerieben

- Eine gelbe Paprika, gehackt

- Eine rote Paprika, gehackt

- Eine Zucchini, gehackt

- Salz und schwarzer Pfeffer nach Geschmack

- Acht Eier geflüstert Ein Nieselregen von Olivenöl

- Zwei Esslöffel Schnittlauch, gehackt

Wegbeschreibungen:

1.Erhitzen Sie eine Pfanne mit dem Öl bei mittlerer Hitze,

fügen Sie die Zwiebel, die Zucchini und die restlichen Zutaten

außer den Eiern und Schnittlauch, und sautieren für 5

Minuten, oft unter Rühren.

2.Teilen Sie diese Mischung auf dem Boden einer

Muffinpfanne, gießen Sie die Eimischung auf der Oberseite,

streuen Sie Salz, Pfeffer und die Schnittlauch, und backen bei

350 Grad F für 10 Minuten.

3.Servieren Sie die Mini-Frittatas sofort zum Frühstück.

Ernährung:

• Kalorien: 55

• Fett: 3 g

• Faser: 0,7 g

• Kohlenhydrate: 3,2 g

• Protein: 4,2 g

Banane Quinoa

Zubereitungszeit: 10 Minuten

Kochzeit: 12 Minuten

Portionen: 4

Zutaten:

• 1 Tasse Quinoa

• 2 Tassen Milch

• Ein Teelöffel Vanilleextrakt

• Ein Teelöffel Honig

• Zwei Bananen, in Scheiben geschnitten

• 1/4 Teelöffel gemahlener Zimt

Wegbeschreibungen:

1. Gießen Sie Milch in den Topf und fügen Sie Quinoa.

2. Schließen Sie den Deckel und kochen Sie ihn bei mittlerer Hitze für 12 Minuten oder bis Quinoa alle Flüssigkeit absorbiert.

3. Dann kühlen Sie die Quinoa für 10-15 Minuten und legen Sie in der Dienen Maurer Gläser.

4.Honig, Vanilleextrakt und gemahlenen Zimt hinzufügen.

5.Stir gut.

6.Top Quinoa mit Banane und rühren Sie sie vor dem

Servieren.

Ernährung:

•Kalorien: 279

•Fett: 5,3 g

•Faser: 4,6 g

•Kohlenhydrate: 48,4 g

•Protein: 10,7 g

Berry Oats

Zubereitungszeit: 5 Minuten

Kochzeit: 0 Minuten

Portionen: 2

Zutaten:

- 1/2 Tasse haferter Hafer

- 1 Tasse Mandelmilch

- 1/4 Tasse Chia Samen

- Eine Prise Zimtpulver

- Zwei Teelöffel Honig

- 1 Tasse Beeren, püriert

- Ein Esslöffel Joghurt

Wegbeschreibungen:

1. In eine Schüssel, kombinieren Sie den Hafer mit der Milch und den Zutaten mit Ausnahme des Joghurts.

2. Toss, in Schüsseln teilen, mit dem Joghurt oben, und servieren kalt zum Frühstück.

Ernährung:

- Kalorien: 420

- Fett: 30,3 g

- Faser: 7,2 g

- Kohlenhydrate: 35,3 g

- Protein: 6,4 g

Wassermelone "Pizza"

Zubereitungszeit: 10 Minuten Kochzeit: 0 Minuten

Portionen: 4

Zutaten:

• Eine Wassermelone Scheibe geschnitten 1 Zoll dick und dann, von der Mitte, in vier Keile ähnlich PizzaScheiben geschnitten

• Sechs Kalamata-Oliven, entsteint und in Scheiben geschnitten

• 1-Unzen Feta-Käse, zerbröselt

• 1/2 Esslöffel Balsamico-Essig

• Ein Teelöffel Minze, gehackt

Wegbeschreibungen:

1.Die Wassermelone "Pizza" auf einem Teller anordnen, die Oliven und die restlichen Zutaten auf jede Scheibe streuen und sofort zum Frühstück servieren.

Ernährung: Kalorien: 90 Fett: 3 g Ballaststoffe: 1 g

Kohlenhydrate: 14 g Protein: 2 g

Ham Muffins

Zubereitungszeit: 10 Minuten

Kochzeit: 15 Minuten

Portionen: 6

Zutaten:

• Neun Schinkenscheiben Fünf Eier gerührt

• 1/3 Tasse Spinat, gehackt

• 1/4 Tasse Feta-Käse, zerbröselt

• 1/2 Tasse geröstete rote Paprika, gehackt

• Eine Prise Salz und schwarzer Pfeffer

• Ein und 1/2 Esslöffel Basilikum Pesto

• Kochspray

Wegbeschreibungen:

1. Grease eine Muffindose mit dem Kochspray und linie jede Muffinform mit einem und 1/2 Schinkenscheiben.

2. Teilen Sie die Paprika und die restlichen Zutaten außer den Eiern, Pesto, Salz und Pfeffer in die Schinkenbecher.

3.In einen Behälter, mischen Sie die Eier mit dem Pesto, Salz und Pfeffer, schneebestreuen und über die Paprika mischen.

4.Backen Sie die Muffins im Ofen bei 400F für 15 Minuten und servieren zum Frühstück.

Ernährung:

• Kalorien: 109

• Fett: 6,7 g

• Faser: 1,8 g

• Kohlenhydrate: 1,8 g

• Protein: 9,3 g

Snack

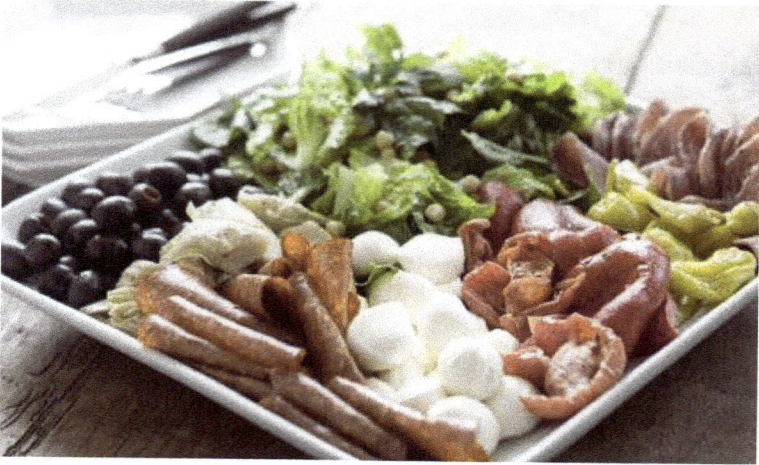

Gewürzte Ahornnüsse

Zubereitungszeit: 5 Minuten

Kochzeit: 10 Minuten

Portionen: 2

Zutaten:

- 2 Tassen rohe Walnüsse oder Pekannüsse

- Ein Teelöffel natives Olivenöl extra

- Ein Teelöffel gemahlener Sumac

- 1/2 Teelöffel reiner Ahornsirup

- 1/4 Teelöffel koscheres Salz

- 1/4 Teelöffel gemahlener Ingwer

- 2 bis 4 Rosmarinzweige

Wegbeschreibungen:

1. Den Ofen auf 350°F vorheizen.

2. In eine Schüssel, kombinieren Sie die Nüsse, Olivenöl,

Sumac, Ahornsirup, Salz, Ingwer, mischen. In einer einzigen

Schicht auf dem vorbereiteten Backblech verteilen. Fügen Sie den Rosmarin hinzu. 8 bis 10 Minuten braten oder warten, bis sie golden und duftend sind.

3.Entfernen Sie die Rosmarinblätter von den Stielen und legen Sie sie in eine Servierschüssel. Fügen Sie die Nüsse und den Toss vor dem Servieren zu kombinieren.

Ernährung:

• Kalorien: 175

• Gesamtfett: 18g

• Cholesterin: 0mg

• Gesamtkohlenhydrate: 4g

• Protein: 3g

Spargelbraten

Zubereitungszeit: 15 Minuten

Kochzeit: 5 Minuten

Portionen: 4

Zutaten:

•1 EL natives Olivenöl Extra (1 Esslöffel)

•1 mittlere Zitrone

•1/2 TL Frisch geriebene Muskatnuss

•1/2 TL schwarzer Pfeffer

•1/2 TL koscheres Salz

Wegbeschreibungen:

1.Warm den Ofen auf 500°F. Den Spargel auf eine

Aluminiumfolie legen und mit nativem Olivenöl extra

beträufeln und bis gut beschichtet werfen.

2.Braten Sie den Spargel im Ofen für etwa fünf Minuten; und

weiter rösten, bis gebräunt. Den gerösteten Spargel mit

Muskatnuss, Salz, Schale und Pfeffer bestreuen.

Ernährung:

- Kalorien: 123

- Kohlenhydrate: 5g

- Fett: 11g

- Protein: 3g

Gurken Hummus Sandwiches

Zubereitungszeit: 5 Minuten

Kochzeit: 0 Minuten

Portionen: 1

Zutaten:

- 10 runde Gurkenscheiben

- Fünf Teelöffel Hummus

Wegbeschreibungen:

1. Fügen Sie einen Teelöffel Hummus zu einer Scheibe Gurke hinzu.

2. Top mit einer anderen Scheibe und servieren.

Ernährung:

- Kalorien: 54

- Fett: 21g

- Gesamt Kohlenhydrate: 7g

- Protein: 2g

Gebratene Rosmarin-Oliven

Zubereitungszeit: 5 Minuten

Kochzeit: 25 Minuten

Portionen: 4

Zutaten:

• 1 Tasse gemischte Olivensorte, entsteint und gespült

• Zwei Esslöffel Zitronensaft

• Ein Esslöffel natives Olivenöl extra

• Sechs Knoblauchzehen, geschält

• Vier Rosmarin-Zweige

Wegbeschreibungen:

1. Den Ofen auf 400°F vorheizen.

2. Kombinieren Sie das Olivenöl, Oliven, Zitronensaft und Knoblauch in einer mittleren Schüssel und mischen.

3. Spread in einer einzigen Schicht auf dem vorbereiteten Backblech. Auf den Rosmarin streuen – 25 Minuten rösten, auf halbem Weg hinschende.

4.Nehmen Sie die Rosmarinblätter vom Stiel und legen Sie sie in eine Servierschüssel. Die Oliven dazugeben und vor dem Servieren mischen.

Ernährung:

- Kalorien: 100

- Gesamtfett: 9g

- Cholesterin: 0mg

- Gesamtkohlenhydrate: 4g

- Protein: 0g

Hummus und Olive Pita Brot

Zubereitungszeit: 5 Minuten

Kochzeit: 0 Minuten

Portionen: 3

Zutaten:

• 7 Pita-Brot in je 6 Keile geschnitten

• 1 (7 Unzen) Behälter plain Hummus

• 1 EL griechische Vinaigrette

• 1/2 Tasse Gehackte entsteinte Kalamata Oliven

Wegbeschreibungen:

1.Spread den Hummus auf einem Servierteller – Vinaigrette und Oliven in einer Schüssel mischen und über den Hummus löffeln. Genießen Sie mit Keilen von Pita-Brot.

Ernährung:

• Kalorien: 225 Kohlenhydrate: 40g

• Fett: 5g Protein: 9g

Gebratener Parmesan-Brokkoli

Zubereitungszeit: 10 Minuten

Kochzeit: 10 Minuten

Portionen: 4

Zutaten:

• Zwei Köpfe Brokkoli, in kleine Blüten geschnitten

• Zwei Esslöffel natives Olivenöl extra

• Zwei Teelöffel gehackter Knoblauch

• Zest von 1 Zitrone

• Saft von 1 Zitrone

• Pinch Meersalz

• 1/2 Tasse geriebener Parmesankäse

Wegbeschreibungen:

1. Den Ofen auf 400°F vorheizen.

2. Leicht ein Backblech mit Olivenöl fetten und beiseite stellen.

3. In eine große Schüssel, werfen Sie den Brokkoli mit zwei

Esslöffeln Olivenöl, Knoblauch, Zitronenschale, Zitronensaft

und Meersalz

4.Die Kombination auf dem Backblech in einer einzigen

Schicht verteilen und mit dem Parmesan-Käse bestreuen.

5.Backen Sie für etwa 10 Minuten, oder bis zart. Den Brokkoli

auf eine Servierschüssel geben und servieren.

Ernährung:

• Kalorien: 154

• Gesamtfett: 11g

• Gesättigtes Fett: 3g

• Kohlenhydrate: 10g

• Faser: 4

• Protein: 9g

Kirschtomaten Bruschetta

Zubereitungszeit: 15 Minuten

Kochzeit: 0 Minuten

Portionen: 4

Zutaten:

• 8 Unzen verschiedene Kirschtomaten, halbiert

• 1/3 Tasse frische Kräuter, gehackt (wie Basilikum, Petersilie, Estragon, Dill)

• Ein Esslöffel natives Olivenöl extra

• 1/4 Teelöffel koscheres Salz

• 1/8 Teelöffel frisch gemahlener schwarzer Pfeffer

• 1/4 Tasse Ricotta-Käse

• Vier Scheiben Vollkornbrot, geröstet

Wegbeschreibungen:

1. Kombinieren Sie die Tomaten, Kräuter, Olivenöl, Salz und schwarzen Pfeffer in einer mittleren Schüssel und mischen Sie sanft.

2.Spread einen Esslöffel Ricotta-Käse auf jede Scheibe Toast –

Löffel ein Viertel der Tomatenmischung auf jede Bruschetta.

Auf Wunsch mit mehr Kräutern garnieren.

•Ernährung:

•Kalorien: 100

•Gesamtfett: 6g

•Cholesterin: 5mg

•Gesamtkohlenhydrate: 10g

•Faser: 2g

•Protein: 4g

Hauptkurse

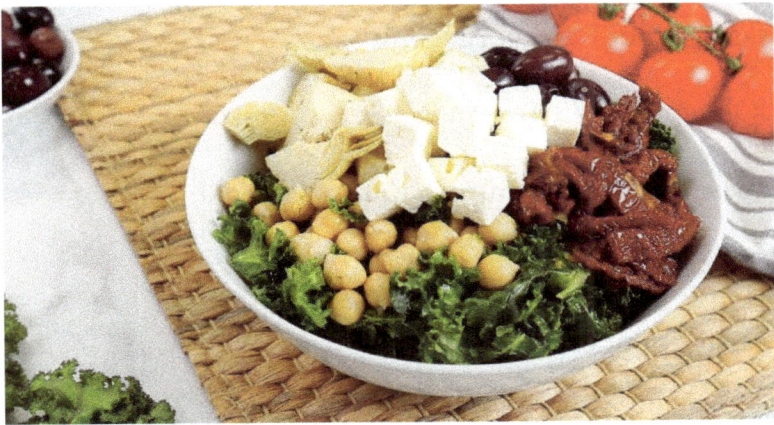

Perfekter Kräuterreis

Zubereitungszeit: 10 Minuten

Kochzeit: 4 Minuten

Portionen: 4

Zutaten:

- 1 Tasse brauner Reis, vorgespült

- 1 EL Olivenöl 1 1/2 Tassen Wasser

- 1/2 Tasse frische Mischung Kräuter, gehackt

- 1 TL Salz

Wegbeschreibungen:

1.Put alle Zutaten in den Topf und gut rühren. Kochen Sie auf hoch für 4 Minuten. Gut umrühren und servieren.

Ernährung:

- Kalorien: 264 Fett: 9,9 g Kohlenhydrate: 36,7 g

- Zucker: 0,4 g Protein: 7,3 g Cholesterin: 0 mg

Fischeier

Zubereitungszeit: 5 Minuten

Kochzeit: 20 Minuten

Portionen: 4

Zutaten:

• 1 Tasse Süßkartoffel, gehackt, gekocht

• 1 Esslöffel Avocadoöl

• 10 oz Lachsfilet, gehackt

• 1/4 Tasse Blumenkohl, gehackt

• 4 Eier, geschlagen

Wegbeschreibungen:

2. Mash oder zerkleinern Sie die Süßkartoffel, dann mischen Sie es mit gehacktem Lachs und Blumenkohl. Dann Avocadoöl in der Pfanne erhitzen.

3. Fügen Sie Püree Süßkartoffel-Mischung und kochen Sie es für 10 Minuten. Von Zeit zu Zeit umrühren.

4. Danach fügen Sie Eier, die Mischung sanft rühren. Schließen Sie den Deckel und kochen Sie ihn 10 Minuten mehr.

Ernährung:

- Kalorien: 208

- Protein: 20.5g

- Kohlenhydrate: 11.2g

- Fett: 9.3g

- Faser: 2g

Joghurt-Marinierte Chicken Kebabs

Zubereitungszeit: 10 Minuten

Kochzeit: 20 Minuten

Portionen: 4

Zutaten:

- 1/2 Tasse einfachen griechischen Joghurt

- Ein Esslöffel Zitronensaft

- 1/2 Teelöffel gemahlener Kreuzkümmel

- 1 1/2 Pfund knochenlose Hühnerbrust

- 1/2 Teelöffel gemahlener Koriander

- 1/2 Teelöffel koscheres Salz

- 1/4 Teelöffel Cayennepfeffer

Wegbeschreibungen:

1.In einer großen Schüssel oder Reißverschlusstasche, mischen Sie Joghurt, Zitronensaft, Kreuzkümmel, Koriander, Salz und Cayennepfeffer. Mischen Sie gründlich, und fügen Sie dann das Huhn. Etwa 30 Minuten marinieren und bis zur Übernachtung im Kühlschrank.

2.Den Ofen auf 425°F vorheizen. Nehmen Sie das Huhn aus der Marinade, dann fädeln Sie es auf vier Bambus- oder Metallspieße.

3.Bake für 20 Minuten, umdrehen es über einmal in der Hälfte der Kochzeit.

Ernährung:

• Kalorien: 170

• Gesamtfett: 4g

• Cholesterin: 92mg

• Gesamtkohlenhydrate: 1g

• Faser: 0g

Schweinemedaillon in ZitronenkaperSauce

Zubereitungszeit: 5 Minuten

Kochzeit: 30 Minuten

Portionen: 4

Zutaten:

•1-16 Unzen Schweinefilet, in 12 Scheiben schneiden und 1/4

Zoll dicke 1/2 Tasse Allzweckmehl abflachen

•1/2 Teelöffel Salz

•1/4 Teelöffel Pfeffer

•1 Esslöffel Butter

•1 Esslöffel Olivenöl

Sauce:

•1 Tasse Hühnerbrühe, reduziert-Natrium

•1/4 Tasse Weißwein (oder 1/4 Tasse reduzierte Natrium-

Hühnerbrühe)

•1 gehackte Knoblauchzehe, gehackt

•1 Esslöffel entwässerte Kapern

• 1 Esslöffel Zitronensaft

• 1/2 Teelöffel zerkleinerter getrockneter Rosmarin

Wegbeschreibungen:

1. Mantel SchweinefleischScheiben in Mehl, Pfeffer und Salzmischung.

2. Kochen SchweinefleischScheiben in Chargen mit Öl und Butter Mischung, bis Säfte geleert. Entfernen Sie von der Pfanne und halten Sie warm.

3. Kombinieren Sie die ersten drei Zutaten in der gleichen Pfanne.

4. Stir braune Bits zu lösen. Zum Kochen bringen, bis er in der Hälfte reduziert ist, dann die restlichen Zutaten einrühren, bis sie durchgeheizt sind. Mit Schweinefleisch servieren.

Ernährung:

• Kalorien: 232 Kohlenhydrate: 7 g Ballaststoffe: 0 g

• Fette: 10 g Natrium: 589 mg Protein: 24 g

Artischocke Omelet

Zubereitungszeit: 5 MinutenKochzeit: 10 Minuten

Portionen: 4

Zutaten:

• 4 Eier, geschlagen 1 Tomate, gehackt

• 1/2 Tasse Artischockenherzen, gehackt

• 4 oz Ziegenkäse, zerbröselt

• 1 Esslöffel Olivenöl

Wegbeschreibungen:

1. Verrühren Sie Eier, gehackte Artischocken, Ziegenkäse und Tomaten. Dann die Backform mit Olivenöl putzen und die Mischung hineingießen.

2. Bake das Omelett für 10 Minuten bei 365F. Servieren.

Ernährung:

• Kalorien: 231Protein: 14.9g Kohlenhydrate: 3.2g

• Fett: 18g Ballaststoffe: 1.1g

Festliche Jahreszeit gefülltE Tenderloin

Zubereitungszeit: 15 Minuten

Kochzeit: 60 Minuten

Portionen: 8

Zutaten:

• 4 Teelöffel Olivenöl, geteilt

• 2 gehackte Schalotten

• 1-8-Unzen-Paket in Scheiben geschnitten Cremini Pilze

• 3 gehackte Knoblauchzehen, geteilt

• 1 Esslöffel frischer Thymian, gehackt (extra zum Garnieren hinzufügen)

• 1 1/2 Teelöffel frische Petersilie, gehackt (extra zum Garnieren hinzufügen)

• 1/4 Tasse trockener Sherry (oder Sie können Rotweinessig verwenden)

• 32 bis 40 Unzen Rinderfilet

• 1/2 Tasse Brotkrümel, frischer Vollkorn

•1 Teelöffel Salz

•1/2 Teelöffel schwarzer Pfeffer

Wegbeschreibungen:

1.Vorheizen Sie Ihren Ofen auf 425o F.

2.Warm 2 Esslöffel Öl bei mittlerer Hitze und Kochen

Schalotten für 5 Minuten oder bis zart. Pilze hinzufügen und

rühren, bis es weich wird (ca. 8 Minuten).

3.Mix in den Knoblauch plus Kräuter und kochen für eine

Minute mehr vor dem Hinzufügen der trockenen Sherry. Den

Sherry halbieren, dann entfernen und abkühlen lassen.

4.Schneiden Sie das Rindfleisch längs, ähnlich

SchmetterlingFlügel. Mit Kunststoff bedecken und mit einem

Schlägel bis 1/2 Zoll dick abdecken.

5.Stir in Brotkrumen in Ihrer Pilzmischung vor dem

gleichmäßigen Aufstreuen auf das Rindfleisch. Lassen Sie

einen 1-Zoll-Raum um den Rand.

6.Roll das Rindfleisch Jellyroll Stil und sicher mit Küchenschnur im Ein-Zoll-Intervall. Legen Sie das gerollte Fleisch auf ein Gestell in eine flache Röstpfanne.

7.Mischen Sie den Rest der Befestigungen und reiben Sie über das Rindfleisch – Roastbeef für 35-40 Minuten für mittel-selten oder nach Ihrer gewünschten Getanheit.

8.Lassen Sie es für 15-20 Minuten mit lose Zeltfolie vor dem Schnitzen abkühlen. Mit extra Thymian und Petersilie servieren.

Ernährung:

•Kalorien: 195

•Kohlenhydrate: 5 g

•Faser: 1 g Fette: 9 g

•Natrium: 381 mg Protein: 21 g

Bell Pepper Frittata

Zubereitungszeit: 10 Minuten

Kochzeit: 15 Minuten Portionen: 4

Zutaten:

- 1 Tasse rote Paprika, gehackt

- 1 Esslöffel Olivenöl, geschmolzen

- 1 Tomate, in Scheiben geschnitten 4 Eier, geschlagen

- 1/4 Teelöffel gemahlener schwarzer Pfeffer

- 1/4 Teelöffel Salz

Wegbeschreibungen:

1.Bürsten Sie die Backform mit geschmolzenem Olivenöl.

Dann alle restlichen Zutaten hinzufügen, vorsichtig mischen

und in den vorgeheizten 365F Ofen geben. Kochen Sie die

Frittata für 15

Ernährung:

- Kalorien: 105 Protein: 6g Kohlenhydrate: 3.3g

- Fett: 7.9g Faser: 0.6g

Zitronenhuhn mit Artischocken und knusprigem Kale

Zubereitungszeit: 15 Minuten

Kochzeit: 35 Minuten

Portionen: 4

Zutaten:

• Drei Esslöffel natives Olivenöl extra, geteilt

• Zwei Esslöffel Zitronensaft

• Zest von 1 Zitrone

• Zwei Knoblauchzehen, gehackt

• Zwei Teelöffel getrockneter Rosmarin

• 1/2 Teelöffel koscheres Salz

• 1/4 Teelöffel frisch gemahlener schwarzer Pfeffer

• 1 1/2 Pfund knochenlose, hautlose Hähnchenbrust

• 2 (14-Unzen) Dosen Artischockenherzen, entwässert

• Ein Bündel (ca. 6 Unzen) Lacinato Grünkohl, stieliert und zerrissen oder in Stücke gehackt

Wegbeschreibungen:

1.In einer Schüssel oder einer Reißverschlusstasche, kombinieren Sie zwei Esslöffel Zitronenschale, Olivenöl, Zitronensaft, Knoblauch, Rosmarin, Salz und schwarzen Pfeffer. Gut mischen, und dann fügen Sie das Huhn und Artischocken. Mindestens 30 Minuten und bis zu 4 Stunden im Kühlschrank marinieren.

2.Den Ofen auf 350°F vorheizen. Das Huhn und die Artischocken aus der Marinade nehmen und in einer einzigen Schicht auf dem Backblech verteilen. 15 Minuten braten, das Huhn umdrehen und weitere 15 Minuten rösten. Das Backblech entfernen und das Huhn, die Artischocken und die Säfte auf eine Platte oder einen großen Teller legen. Zelt mit Folie warm zu halten.

3.Ändern Sie die Ofentemperatur in Masthähnchen. In eine große Schüssel, legen Sie den Grünkohl mit dem restlichen einen Esslöffel Olivenöl. Legen Sie den Grünkohl auf das Backblech, dann masthähnchen bis goldbraun in Flecken und so knusprig, wie Sie möchten, etwa 3 bis 5 Minuten. Legen Sie den Grünkohl auf das Huhn und Artischocken.

Ernährung:

• Kalorien: 430

• Gesamtfett: 16g

• Cholesterin: 124mg

• Gesamtkohlenhydrate: 29g

• Faser: 19g

Za'atar Chicken Tenders

Zubereitungszeit: 5 Minuten

Kochzeit: 15 Minuten

Portionen: 4

Zutaten:

• Olivenöl-Kochspray

• 1-Pfund-Hühner-Tender

• 11/2 Esslöffel za'atar

• 1/2 Teelöffel koscheres Salz

• 1/4 Teelöffel frisch gemahlener schwarzer Pfeffer

Wegbeschreibungen:

1. Den Ofen auf 450°F vorheizen. Leicht mit Olivenöl-Kochspray sprühen.

2. In einer großen Schüssel, kombinieren Sie das Huhn, Za'atar, Salz und schwarzen Pfeffer. Gut mischen, die Hühnerzarten vollständig abdecken. In einem einzigen Blatt auf dem Backblech anrichten und 15 Minuten backen, das Huhn einmal in der Mitte des Kochens umdrehen.

Ernährung:

- Kalorien: 145

- Gesamtfett: 4g

- Cholesterin: 83mg

- Gesamtkohlenhydrate: 0g

- Faser: 0g

Türkei Chorizo mit Bok Choy

Zubereitungszeit: 15 Minuten Kochzeit: 50 Minuten

Portionen: 4

Zutaten:

• 4 milde Puten Chorizo, in Scheiben geschnitten

• 1/2 Tasse Vollfettmilch

• 6 Unzen Gruyere-Käse, vorzugsweise frisch gerieben

• 1 gelbe Zwiebel, gehackt

• Grobsalz gemahlener schwarzer Pfeffer

• 1-Pfund Bok choy, zähe Stielenden getrimmt

• 1 Tasse Pilzsuppe

• 1 Esslöffel Schmalz, Raumtemperatur

Wegbeschreibungen:

1.Schmelzen Sie den Schmalz in einer Antihaftpfanne über einer moderaten Flamme; Kochen Sie die Chorizo Wurst für ca. 5 Minuten, gelegentlich unter Rühren, um sogar kochen; Reservieren.

2.Fügen Sie die Zwiebel, Salz, Pfeffer, Bok Choy und Creme

pilzsuppe. Weiter kochen für 4 Minuten länger oder bis das

Gemüse erweicht haben.

3.Put den Teig in eine leicht geölte Auflaufschale. Top mit

dem reservierten Chorizo.

4.In einer Rührschüssel, die Milch und den Käse gründlich

kombinieren. Gießen Sie die Käsemischung über die Wurst.

5.Cover mit Folie und backen bei 36Grad F für ca. 35 Minuten.

Ernährung:

• Kalorien: 18

• Fett: 12g

• Kohlenhydrate: 2.6g

• Protein: 9.4g

• Faser: 1g

Käse Basilikum Tomatenreis

Zubereitungszeit: 10 Minuten

Kochzeit: 26 Minuten

Portionen: 8

Zutaten:

- 1 1/2 Tassen brauner Reis

- 1 Tasse Parmesankäse, gerieben

- 1/4 Tasse frisches Basilikum, gehackt

- 2 Tassen Traubentomaten, halbiert

- 8 oz Tomatensauce

- 1 3/4 Tasse Gemüsebrühe

- 1 EL Knoblauch, gehackt

- 1/2 Tasse Zwiebel, gewürfelt

- 1 EL Olivenöl

- Pfeffer

- Salz

Wegbeschreibungen:

1.Sauté Knoblauch und Zwiebel innerhalb von 4 Minuten in einem Topf mit Olivenöl.

2.Reis, Tomatensauce, Brühe, Pfeffer und Salz hinzufügen und gut rühren – 22 Minuten hoch kochen.

3.Fügen Sie die restlichen Zutaten hinzu und rühren Sie gut. Servieren und genießen.

Ernährung:

• Kalorien: 208

• Fett: 5,6 g

• Kohlenhydrate: 32,1 g

• Zucker: 2,8 g

• Protein: 8,3 g

• Cholesterin: 8 mg

Kirsche, Aprikosen und Pecan Brown Reisschale

Zubereitungszeit: 15 Minuten

Kochzeit: 61 Minuten

Portionen: 2

Zutaten:

- 2 Esslöffel Olivenöl

- 2 grüne Zwiebeln, in Scheiben geschnitten

- 1/2 Tasse brauner Reis

- 1 Tasse Niedrig-Natrium-Hühnerbrühe

- 2 Esslöffel getrocknete Kirschen

- 4 getrocknete Aprikosen, gehackt

- 2 Esslöffel Pekannüsse, geröstet und gehackt

- Meersalz

- Gemahlener Pfeffer

Wegbeschreibungen:

1. Warm-up das Olivenöl in einem mittleren Topf bei mittlerer Hitze bis zum Schimmern.

2.Fügen Sie die grünen Zwiebeln und sauté für 1 Minute oder bis duftend. Fügen Sie den Reis hinzu. Rühren, um gut zu mischen, dann gießen Sie in der Hühnerbrühe.

3.Zum Kochen bringen. Reduzieren Sie die Hitze auf niedrig. 50 Minuten abdecken und köcheln lassen oder bis der braune Reis weich ist.

4.Fügen Sie die Kirschen, Aprikosen und Pekannüsse hinzu und köcheln Sie noch 10 Minuten oder bis die Früchte zart sind.

5.Gießen Sie sie in eine große Servierschüssel – Flaum mit einer Gabel. Meersalz plus gemahlener Pfeffer geben. Sofort servieren.

Ernährung:

•Kalorien: 451 Fett: 25.9g

•Protein: 8.2g Kohlenhydrate: 50.4g Ballaststoffe: 4.6g

Natrium: 122mg

Würzige und kitschige Türkei Dip

Zubereitungszeit: 15 Minuten

Kochzeit: 25 Minuten

Portionen: 4

Zutaten:

• 1 Fresno Chili-Pfeffer, deveined und gehackt

• 1 1/2 Tassen Ricotta-Käse, cremig, 4% Fett, weich

• 1/4 Tasse saure Sahne

• 1 Esslöffel Butter, Raumtemperatur

• 1 Schalotte, gehackt

• 1 Teelöffel Knoblauch, gepresst

• 1 Pfund gemahlener Truthahn

• 1/2 Tasse Ziegenkäse, geschreddert

• Salz und schwarzer Pfeffer, nach Geschmack

• 1 1/2 Tassen Gruyere, geschreddert

Wegbeschreibungen:

1.Lösen Sie die Butter in einer Pfanne über einer mäßig hohen Flamme. Nun die Zwiebel und den Knoblauch anbraten, bis sie erweicht sind.

2.Stir in den gemahlenen Truthahn und weiter kochen, bis es nicht mehr rosa ist.

3.Die sautierte Mischung auf eine leicht gefettete Backform übertragen. Ricotta, saure Sahne, Ziegenkäse, Salz, Pfeffer und Chilipfeffer dazugeben.

4.Top mit dem geschredderten Gruyere-Käse. Bei 350 Grad F innerhalb von 20 Minuten im vorgeheizten Ofen oder bis heiß und sprudelnd oben backen.

Ernährung:

• Kalorien: 284 Fett: 19g

• Kohlenhydrate: 3.2g Protein: 26g

• Faser: 1.6g

Vegane Olivennudeln

Zubereitungszeit: 10 Minuten Kochzeit: 5 Minuten

Portionen: 4

Zutaten:

• 4 Tassen Vollkorn Penne Pasta 1/2 Tasse Oliven, in Scheiben

geschnitten

• 1 EL Kapern 1/4 TL Rote-Pfeffer-Flocken

• 3 Tassen Wasser 4 Tassen Nudelsauce, hausgemacht

• 1 EL Knoblauch, gehacktes Pfeffersalz

Wegbeschreibungen:

1.Fügen Sie alle Zutaten in den Topf und rühren gut, dann

kochen auf hoch innerhalb von 5 Minuten. Umrühren und

servieren.

Ernährung:

• Kalorien: 441 Fett: 10,1 g

• Kohlenhydrate: 77,3 g Zucker: 24,1 g

• Protein: 11,8 g Cholesterin: 5 mg

Thunfisch Pasta

Zubereitungszeit: 10 Minuten

Kochzeit: 8 Minuten

Portionen: 6

Zutaten:

- 10 oz Thunfischkonserven, entwässert

- 15 oz Vollkorn Rotini Pasta

- 4 oz Mozzarella-Käse, gewürfelt

- 1/2 Tasse Parmesankäse, gerieben

- 1 TL getrocknetes Basilikum

- 14 oz Dose Tomaten, gewürfelt

- 4 Tassen Gemüsebrühe

- 1 EL Knoblauch, gehackt

- 8 Oz Pilze, in Scheiben geschnitten

- 2 Zucchinis, in Scheiben geschnitten

- 1 Zwiebel, gehackt

- 2 EL Olivenöl

- Pfeffer

• Salz

Wegbeschreibungen:

1. Warm Olivenöl in einem Topf, dann sautieren Die Pilze, Zucchini, und Zwiebel, bis Die Zwiebel erweicht wird.

2. Knoblauch hinzufügen und für eine Minute sautieren. Nudeln, Basilikum, Thunfisch, Tomaten und Brühe zugeben und gut rühren.

3. Seal Topf mit Deckel und kochen auf hoch für 4 Minuten. Die restlichen Zutaten dazugeben und gut umrühren und servieren.

Ernährung:

• Kalorien: 346 Fett: 11,9 g

• Kohlenhydrate: 31,3 g Zucker: 6,3 g

• Protein: 6,3 g

• Cholesterin: 30 mg

Sumac Huhn mit Blumenkohl und Karotten

Zubereitungszeit: 15 Minuten Kochzeit: 40 Minuten

Portionen: 4 Zutaten:

- Drei Esslöffel natives Olivenöl extra

- Ein Esslöffel gemahlener Sumac

- Ein Teelöffel koscheres Salz

- 1/2 Teelöffel gemahlener Kreuzkümmel

- 1/4 Teelöffel frisch gemahlener schwarzer Pfeffer

- 11,5 Pfund Knochen-in-Hühnerschenke und Drumsticks

- Ein mittlerer Blumenkohl, in 1-Zoll-Blüten geschnitten

- Zwei Karotten, geschält und in 1-Zoll-Runden geschnitten

- Eine Zitrone, in 1/4 Zoll dicke Scheiben geschnitten

- Ein Esslöffel Zitronensaft

- 1/4 Tasse frische Petersilie, gehackt

- 1/4 Tasse frische Minze, gehackt

Wegbeschreibungen:

1.Den Ofen auf 425°F vorheizen.

2.In eine große Schüssel, das Olivenöl, Sumac, Salz, Kreuzkümmel und schwarzen Pfeffer zusammenrühren. Fügen Sie das Huhn, Blumenkohl, Karotten und werfen, bis gründlich mit dem Öl und Gewürzmischung beschichtet.

3.Den Blumenkohl, die Karotten und das Huhn in einer einzigen Schicht auf dem Backblech anrichten. Top mit den Zitronenscheiben. 40 Minuten braten, das Gemüse einmal auf halbem Weg bestreichen. Den Zitronensaft über das Huhn und das Gemüse streuen und mit Petersilie und Minze garnieren.

Ernährung:

•Kalorien: 510 Gesamtfett: 38g Cholesterin: 158mg

•Gesamt kohlenhydratreiche: 13g Ballaststoffe: 4g

Meeresfrüchte

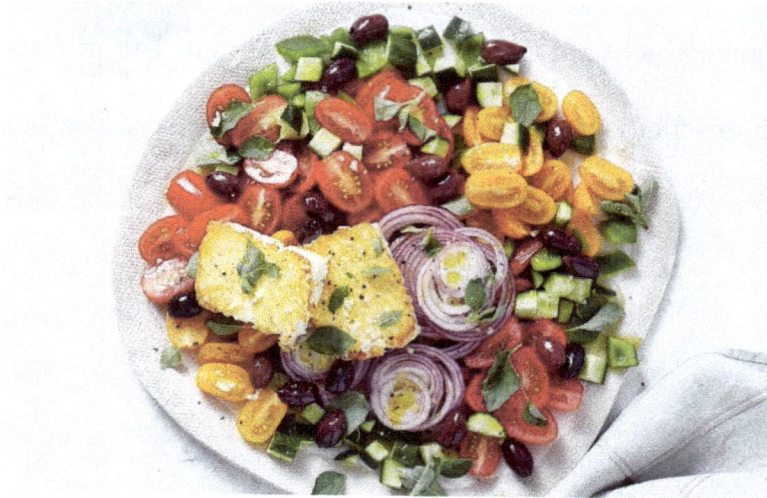

Red Mullet Savaro Style

Zubereitungszeit: 20 Minuten

Kochzeit: 15 Minuten

Portionen: 4

Zutaten:

• 4(1/2-Pfund) rote Meerbarbe (gereinigt, skaliert und

entkernt)

• 2 Teelöffel Salz

• 2/3 Tasse Olivenöl

• 2 EL. von Rosmarin

• 8 Nelken fein gewürfelten Knoblauchs

• 2/3 Tasse Rotweinessig

Wegbeschreibungen:

1.Massieren Sie den Fisch mit Salz und lassen Sie für 20

Minuten.

2.Mix mit Mehl und beiseite stellen. 1/3 Tasse Öl in die

Pfanne geben und bei mittlerer Hitze erhitzen, bis es heiß ist;

Braten Sie jeden Fisch 4-5 Minuten pro Seite. Beiseite

3.Gießen Sie den Rest des Öls in eine andere Pfanne und fügen Sie Rosmarin; braten, bis es eine Olivenfarbe dreht, dann aus dem Öl entfernen.

4.Knoblauch in das Öl geben und rühren, bis er golden wird. Fügen Sie den Essig und rühren, bis die Sauce verdickt und ist bittersüß. Gießen Sie die Quelle über den Fisch und servieren.

Ernährung:

• Kalorien: 150

• Kohlenhydrate: 2.1g

• Fett: 8g

• Protein: 25g

Restlachs Salat Power Bowls

Zubereitungszeit: 10 Minuten

Kochzeit: 10 Minuten

Portionen: 1

Zutaten:

- 1/2 Tasse Himbeeren

- 1/2 Tasse Zucchini, in Scheiben geschnitten

- 1 Zitrone, Saft gepresst

- 1 Esslöffel Balsamico-Glasur

- 2 Zweige Thymian, gehackt

- 2 Esslöffel Olivenöl

- 4 Tassen saisonale Grüns

- 4 Unzen übrig gebliebener gegrillter Lachs

- Salz und Pfeffer nach Geschmack

Wegbeschreibungen:

1. Öl in einer Pfanne über mittlerer Flamme erhitzen und die Zucchini anbraten. Mit Salz und Pfeffer abschmecken.

2. In eine Rührschüssel, mischen Sie alle Zutaten zusammen.

3.Toss, um alles zu kombinieren.

4.Bestreuen Sie mit Nusskäse.

Ernährung:

• Kalorien: 450.3 Fett: 35.5 g

• Protein: 23.4g

• Kohlenhydrate: 9,3 g

Minty-Cucumber Joghurt topped Gegrillter Fisch

Zubereitungszeit: 10 Minuten

Kochzeit: 2 Minuten

Portionen: 4

Zutaten:

- 1/4 Tasse 2% einfacher griechischer Joghurt

- 1/4 Teelöffel + 1/8 Teelöffel Salz

- 1/4 Teelöffel schwarzer Pfeffer

- 1/2 grüne Zwiebel, fein gehackt

- 1/2 Teelöffel getrockneter Oregano

- 1 Esslöffel fein gehackte frische Minzblätter

- 3 Esslöffel fein gehackte englische Gurke

- 4 5-oz Kabeljaufilets Speiseöl nach Bedarf

Wegbeschreibungen:

1.Pinsel Grill rost mit Öl und vorheizen Grill zu hoch.

2.Saison Kabeljaufilets auf beiden Seiten mit Pfeffer, 1/4 Teelöffel Salz und Oregano.

3.Grill Kabeljau für 3 Minuten pro Seite oder bis zu gewünschten Getanheit gekocht.

4.Mix gründlich 1/8 Teelöffel Salz, Zwiebel, Minze, Gurke und Joghurt in einer kleinen Schüssel. Kabeljau mit einem Dollop des Dressings servieren. Dieses Gericht kann mit Salatgrün oder braunem Reis gepaart werden.

Ernährung:

• Kalorien: 253.5

• Protein: 25.5g

• Fett: 1g

• Kohlenhydrate: 5g

Orange Rosmarin Seared Lachs

Zubereitungszeit: 10 Minuten

Kochzeit: 10 Minuten Portionen: 4

Zutaten:

- 1/2 Tasse Hühnerbrühe

- 1 Tasse frischer Orangensaft

- 1 Esslöffel Kokosöl

- 1 Esslöffel Tapiokastärke

- 2 Knoblauchzehen, gehackt

- 2 Esslöffel frischer Zitronensaft

- 2 Teelöffel frischer Rosmarin, gehackt

- 2 Teelöffel Orangenschale

- 4 Lachsfilets, Schalen entfernt

- Salz und Pfeffer nach Geschmack

Wegbeschreibungen:

1.Würzen Sie das Lachsfilet auf beiden Seiten.

2.In eine Pfanne, erhitzen Kokosöl bei mittlerer Hitze. Die

Lachsfilets auf jeder Seite 5 Minuten kochen. Beiseite.

3.In einer Rührschüssel, kombinieren Sie Orangensaft, Hühnerbrühe, Zitronensaft und Orangenschale.

4.In die Pfanne, den Knoblauch und Rosmarin für 2 Minuten anbraten und die Orangensaftmischung gießen. Zum Kochen bringen. Die Hitze auf mitteltief senken und köcheln lassen. Mit Salz und Pfeffer abschmecken.

5.Gießen Sie die Sauce über das Lachsfilet, dann servieren.

Ernährung:

• Kalorien: 49

• Fett: 17.9g

• Protein: 66.7g

• Kohlenhydrate: 12.8g

Bier-Batter Fisch

Zubereitungszeit: 5 Minuten

Kochzeit: 60 Minuten

Portionen: 4

Zutaten:

- 1 1/4 EL Salz

- 1 1/2 Tassen dunkles Bier, kalt

- 3/4 Tasse Allzweckmehl

- 1 Esslöffel Backpulver

- 3/4 Tasse Maisstärke

- 4 von 6 un Kabeljaufilets

- 3-4 Stück Sonnenblumenöl

Wegbeschreibungen:

1.Mix Maisstärke, 1/2 Esslöffel Salz, Backpulver und Mehl in einer Schüssel. Dann legen Sie es in den Kühlschrank.

2.Put den Fisch auf Pergamentpapier, fügen Sie die hälfte EL Salz

3.Put Öl in eine Pfanne, legen Sie den Fisch in das Öl, und braten Sie es, bis es golden in der Farbe ist.

4.Entfernen Sie den Fisch nach dem Braten, und legen Sie es in Öl zu tränken. Die restlichen halben EL Salz dazugeben und servieren.

Ernährung:

• Kalorien: 250

• Kohlenhydrate: 20g

• Fett: 12g

• Protein: 14g

One-Pot Meeresfrüchte Chowder

Zubereitungszeit: 10 Minuten

Kochzeit: 10 Minuten Portionen: 3

Zutaten:

- 3 Dosen Kokosmilch

- 1 Esslöffel Knoblauch, gehackt

- Salz und Pfeffer nach Geschmack

- 3 Dosenmuscheln, gehackt

- 2 Dosen Garnelen, Konserven

- 1 Packung frische Garnelen, geschält und deveined

- 1 Dose Mais, entwässert 4 große Kartoffeln, gewürfelt

- 2 Karotten, geschält und gehackt

- 2 Selleriestiele, gehackt

Wegbeschreibungen:

1. Legen Sie alle Zutaten in einen Topf und geben Sie eine gute Rührung, um alles zu mischen.

2. Schließen Sie den Deckel und schalten Sie die Hitze auf Medium ein.

3.Zum Kochen bringen und 10 Minuten köcheln lassen.

4.In einzelne Behälter geben.

5.Legen Sie ein Etikett und lagern Sie im Kühlschrank.

6.Lassen Sie die Erwärmung bei Raumtemperatur vor dem

Erhitzen in der Mikrowelle.

Ernährung:

•Kalorien: 532

•Kohlenhydrate: 92.5g

•Protein: 25.3g

•Fett: 6.7g

Spinat-Stuffed Sohle

Zubereitungszeit: 5 Minuten

Kochzeit: 20 Minuten

Portionen: 4

Zutaten:

• 4 (6-oz) Sohlenfilets

• 4 Jakobsmuscheln mit getrimmten und in Scheiben

geschnittenen Enden

• Ein 1-Pfund-Paket mit gefrorenem Spinat (aufgetaut)

• 1 TL Salz 3 tl. von gehacktem Fenchel

• 1/2 TL Pfeffer 1 TL süßer Paprika

• 2 EL. von Zitrone

Wegbeschreibungen:

1. Den Ofen auf 4000F vorheizen

2. Put eine kleine Pfanne auf mittlere Rhitze, dann fügen Sie 2

EL Öl und Hitze für 3osonds.

3. Fügen Sie die Jakobsmuschel und kochen für 3-4 Minuten;

abkühlen lassen.

4.In einer Schüssel Jakobsmuschel, Spinat, Pfeffer, 1/2 TL Salz und 1/4 TL Pfeffer hinzufügen. Mischen Sie die Zutaten

5.Spülen und trocknen Sie das Filet mit einem Papiertuch. Den Fisch mit Öl massieren und mit Pfeffer, Paprika und 2 EL Zitrone bestreuen.

6.Verteilen Sie die Spinatfüllungen auf den Filets, rollen Sie jedes Filet ab dem Weitwinkel auf und sichern Sie jedes Filet mit Zahnstochern.

7.Backen Sie für 15-20 Minuten. Den Zahnstocher entfernen und mit Zitronenschale bestreuen. Sofort servieren

Ernährung:

• Kalorien: 174 Carb: 1g

• Fett: 6g

• Protein: 39g

Zitrone-Knoblauch gebacken erlesener Heilbutt

Zubereitungszeit: 10 Minuten

Kochzeit: 15 Minuten

Portionen: 2

Zutaten:

- 1 große Knoblauchzehe, gehackt

- 1 Esslöffel gehackte flachblättrige Petersilie

- 1 Teelöffel Olivenöl

- 2 5-oz knochenlose, hautauf Heilbuttfilets

- 2 Teelöffel Zitronenschale

- Saft von 1/2 Zitrone, geteilt

- Salz und Pfeffer nach Geschmack

Wegbeschreibungen:

1.Fetten Sie eine Backform mit Kochspray und den Ofen auf 400°F vorheizen.

2.Platz Heilbutt mit Haut berühren die Schale und Nieselregen mit Olivenöl.

3.Saison mit Pfeffer und Salz.

4.Pop in den Ofen und backen, bis flockig etwa 12-15 Minuten.

5.Aus dem Ofen nehmen und mit restlichem Zitronensaft

beträfe, servieren und mit einer Seite Salatgrüns genießen.

Ernährung:

•Kalorien: 315.3

•Protein: 14.1g

•Fett: 10.5g

•Kohlenhydrate: 36.6g

Gegrillter ganzer Fisch

Zubereitungszeit: 5 Minuten

Kochzeit: 15 Minuten

Portionen: 4

Zutaten:

• 2 TL gehackter Estragon

• 1 große Zwiebel

• 2 TL gehackter Rosmarin

• 2 TL Oregano

• 4 von 1/2 Pfund ganzen Fisch

• 1/2 Tasse Olivenöl

• 4 EL Salz

• 2 TL Thymian

• 1/2 Tasse Ladolemono

• 1 große Zitrone

• 3 TL Pflanzenöl

Wegbeschreibungen:

1.Waschen und spülen Sie den Fisch, legen Sie ihn auf Pergamentpapier. Olivenöl über den ganzen Fisch putzen, Salz, Pfeffer hinzufügen. Den Fisch für ca. 30 Minuten in den Kühlschrank stellen, um ihn zu kühlen.

2.Put die Zitronenscheiben und Kräuter in den Fisch. Verwenden Sie Öl, um den Grill zu wischen, grillen Sie den Fisch für ca. 5 Minuten.

3.Der Fisch ist bereit, mit der Ladolemono-Sauce gegessen werden.

Ernährung:

• Kalorien: 280

• Kohlenhydrate: 0g

• Fett: 12.5g

• Protein: 29g

Salate

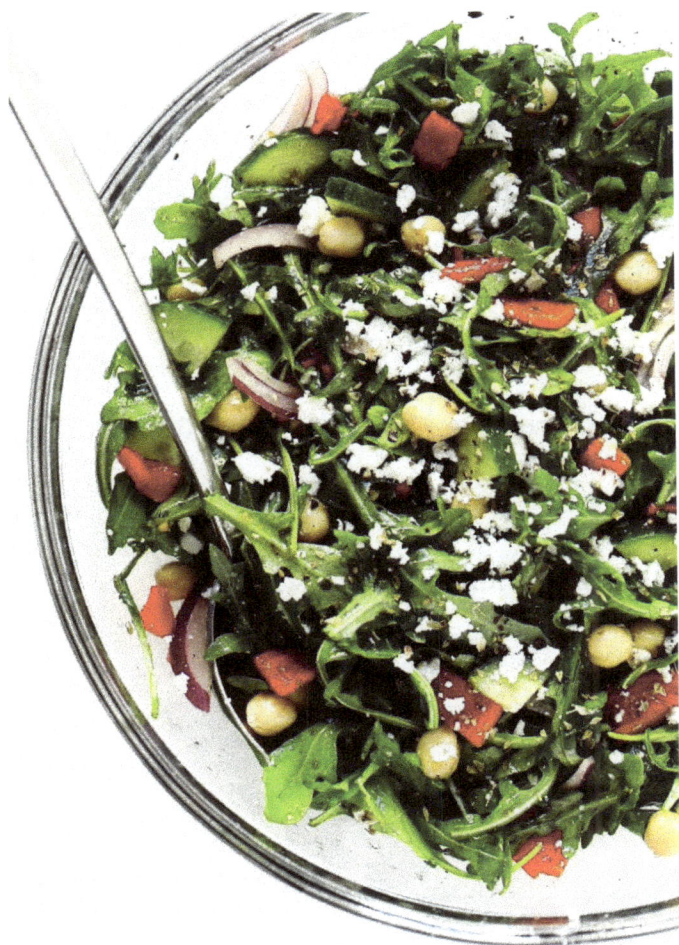

Spinat und Avocadosalat

Zubereitungszeit: 5 Minuten

Kochzeit: 0 Minuten

Portionen: 4

Zutaten:

• Zwei Esslöffel Olivenöl

• Drei Esslöffel Balsamico-Essig

• Ein Teelöffel Basilikum, getrocknet

• Drei Avocados, geschält, entsteint und gewürfelt

• 2 Tassen Babyspinat

• Salz und schwarzer Pfeffer nach Geschmack

• Eine kleine rote Zwiebel, gehackt

• Ein Esslöffel Dill, gehackt

Wegbeschreibungen:

1. In einer Schüssel die Avocados mit Spinat, Basilikum und den restlichen Zutaten vermischen, werfen und sofort servieren.

Ernährung:

- Kalorien: 53

- Fett: 0,3 g

- Faser: 0.5 g

- Kohlenhydrate: 11 g

- Protein: 1 g

Arugula und Feigensalat

Zubereitungszeit: 15 Minuten

Kochzeit: 0 Minuten

Portionen: 2

Zutaten:

• 3 Tassen Rucola

• Vier frische, reife Feigen (oder 4 bis 6 getrocknete Feigen), gestielt und in Scheiben geschnitten

• Zwei Esslöffel Olivenöl

• 1/4 Tasse leicht geröstete Pekannüsse

• Zwei Esslöffel zerbröckelter Blaukäse

• 1 bis 2 Esslöffel Balsamico-Glasur

Wegbeschreibungen:

1. Werfen Sie die Rucola und Feigen mit dem Olivenöl in einer großen Schüssel, bis gleichmäßig beschichtet.

2. Fügen Sie die Pekannüsse und Blaukäse in die Schüssel. Den Salat leicht werfen.

3. Drizzle mit der Balsamico-Glasur und sofort servieren.

Ernährung:

- Kalorien: 517

- Fett: 36.2g

- Protein: 18.9g

- Kohlenhydrate: 30.2g

- Faser: 6.1g

- Natrium: 481mg

Gemischter Salat mit Balsamico Honig Dressing

Zubereitungszeit: 15 Minuten Kochzeit: 0 Minuten

Portionen: 2 Zutaten:

Dressing:

- 1/4 Tasse Balsamico-Essig 1/4 Tasse Olivenöl

- Ein Esslöffel Honig Ein Teelöffel Dijon Senf

- 1/4 Teelöffel Knoblauchpulver 1/4 Teelöffel Salz, oder mehr, um Pinch frisch gemahlenen schwarzen Pfeffer zu probieren

Salat:

- 4 Tassen gehackter roter Blattsalat

- 1/2 Tasse Kirsche oder Traubentomaten halbiert

- 1/2 Englische Gurke, in Vierteln in Die Länge geschnitten und dann in mundgerechte Stücke geschnitten

- Jede Kombination von frischen, zerrissenen Kräutern (Petersilie, Oregano, Basilikum oder Schnittlauch)

- Ein Esslöffel geröstete Sonnenblumenkerne

Wegbeschreibungen:

Machen Sie das Dressing:

1.Kombinieren Sie Essig, Olivenöl, Honig, Senf, Knoblauchpulver, Salz und Pfeffer in einem Glas mit einem Deckel. Gut schütteln.

Machen Sie den Salat:

2.In einer Schüssel, kombinieren Sie Salat, Tomaten, Gurken und Kräuter. Viel gut.

3.Pour alle oder so viel Dressing wie gewünscht über den tosed Salat. Werfen Sie es noch einmal, um das Salatdressing zu beschichten.

4.Top vor dem Servieren mit den Sonnenblumenkernen.

Ernährung:

• Kalorien: 337

• Fett: 26.1g

• Protein: 4.2g

• Kohlenhydrate: 22.2g

• Faser: 3.1g Natrium: 172mg

Petersilie und Maissalat

Zubereitungszeit: 5 Minuten Kochzeit: 0 Minuten

Portionen: 4 Zutaten:

• Ein und 1/2 Teelöffel Balsamico-Essig

• Zwei Esslöffel Limettensaft Zwei Esslöffel Olivenöl

• Schwarzer Pfeffer und Meersalz Schwarzer Pfeffer nach

Geschmack

• 4 Tassen Mais 1/2 Tasse Petersilie, gehackt

• Zwei Frühlingszwiebeln, gehackt

Wegbeschreibungen:

1. In eine Salatschüssel, kombinieren Sie den Mais mit den

Zwiebeln und den restlichen Zutaten, werfen und kalt

servieren.

Ernährung:

• Kalorien: 121Fett: 9,5 g

• Faser: 1,8 g

• Kohlenhydrate: 4,1 g Protein: 1,9 g

Trauben- und Walnussgartensalat

Zubereitungszeit: 5 Minuten Kochzeit: 0 Minuten

Portionen: 2

Zutaten:

• 1/2 Tasse gehackte Walnüsse, geröstet

• Ein reifer Persimmon

• 1/2 Tasse rote Trauben in der Längsrichtung halbiert

• Eine Schalotte, gehackt 1 TL gehackter Knoblauch

• 1 TL Vollkornsenf

• 2 EL frischer Zitronensaft

• 3 EL natives Olivenöl extra

• 6 Tassen Babyspinat

Wegbeschreibungen:

1.Cut Persimmon und rote Birne in 1/2-Zoll-Würfel.

Verwerfen Sie Samen.

2.In eine mittlere Schüssel, Knoblauch, Schalotte, Olivenöl,

Zitronensaft und Senf, um das Dressing zu machen.

3.In eine mittlere Salatschüssel, werfen, um Spinat, Birne und Persimmon zu mischen.

4.Pour in Dressing und werfen, um gut zu beschichten.

5.Garnish mit Pekannüssen.

6.Dienen und genießen.

Ernährung:

•Kalorien pro Portion: 440

•Protein: 6.1g

•Kohlenhydrate: 39.1g

•Fett: 28.8g

Cremiger kühler Salat

Zubereitungszeit: 15 Minuten

Kochzeit: 0 Minuten

Portionen: 4

Zutaten:

- 1/2 griechische Joghurttasse

- 2 EL. Dill, gehackt

- 1 TL Zitronensaft

- 4 Gurken, gewürfelt

- 2 Knoblauchzehen, gehackt

- Salz und Pfeffer nach Geschmack

Wegbeschreibungen:

1. Mix alle Zutaten in einer Salatschüssel.

2. Add Salz und Pfeffer auf Ihren Geschmack gebaut und essen.

Ernährung:

- Kalorien: 94

- Gesamtfett: 8g

- Kohlenhydrate: 1.4g

- Protein: 2.7g

Desserts

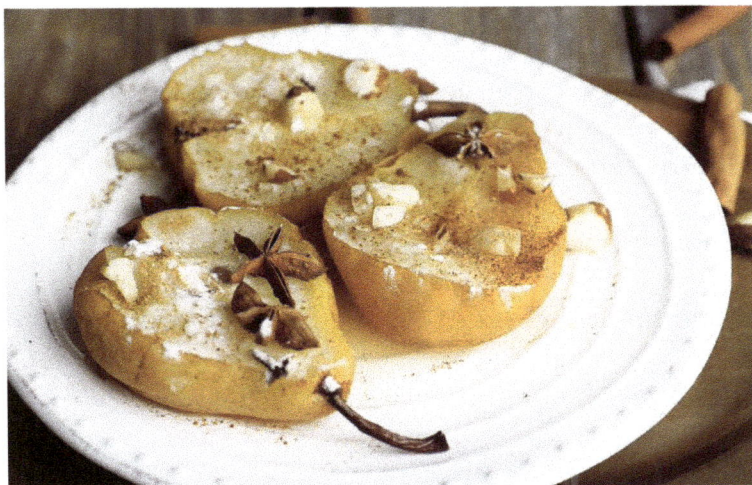

Kakao Brownies

Zubereitungszeit: 10 Minuten

Kochzeit: 20 Minuten

Portionen: 8

Zutaten:

- 30 Unzen Linsenkonserven, gespült und entwässert

- Ein Esslöffel Honig

- Eine Banane, geschält und gehackt

- 1/2 Teelöffel Backpulver

- Vier Esslöffel Mandelbutter

- Zwei Esslöffel Kakaopulver

- Kochspray

Wegbeschreibungen:

1.In eine Küchenmaschine, kombinieren Sie die Linsen mit dem Honig und den anderen Zutaten außer dem Kochspray und Puls gut.

2.Gießen Sie dies in eine Pfanne mit Kochspray gefettet,

gleichmäßig verteilen, in den Ofen bei 375 Grad F einführen,

dann für etwa 20 Minuten backen.

3.Schneiden Sie die Brownies und servieren kalt.

Ernährung:

• Kalorien: 200

• Fett: 4,5 g

• Faser: 2,4 g

• Kohlenhydrate: 8,7 g

• Protein: 4,3 g

Banana Cinnamon Cupcakes

Zubereitungszeit: 10 Minuten

Kochzeit: 20 Minuten

Portionen: 4

Zutaten:

• Vier Esslöffel Avocadoöl

• Vier Eier

• 1/2 Tasse Orangensaft

• Zwei Teelöffel Zimtpulver

• Ein Teelöffel Vanilleextrakt

• Zwei Bananen, geschält und gehackt

• 3/4 Tasse Mandelmehl

• 1/2 Teelöffel Backpulver Kochspray

Wegbeschreibungen:

1.In eine Schüssel, kombinieren Sie das Öl mit den Eiern,

Orangensaft und den anderen Zutaten außer dem Kochspray.

Gut verrühren, in eine mit dem Kochspray gefettete

Kuchenpfanne gießen und 20 Minuten im Ofen 350 Grad F backen.

2.Cool die Cupcakes nach unten und servieren.

Ernährung:

- Kalorien: 142

- Fett: 5,8 g

- Faser: 4,2 g

- Kohlenhydrate: 5,7 g

- Protein: 1,6 g

Zimt Kichererbsen Cookies

Zubereitungszeit: 10 Minuten

Kochzeit: 20 Minuten

Portionen: 12

Zutaten:

• 1 Tasse Kichererbsenkonserven, entwässert, gespült und püriert

• 2 Tassen Mandelmehl

• Ein Teelöffel Zimtpulver

• Ein Teelöffel Backpulver

• 1 Tasse Avocadoöl

• 1/2 Tasse Stevia

• Ein Ei berührt

• Zwei Teelöffel Mandelextrakt

• 1 Tasse Rosinen

• 1 Tasse Kokosnuss, ungesüßt und geschreddert

Wegbeschreibungen:

1.In eine Schüssel, kombinieren Sie die Kichererbsen mit dem Mehl, Zimt und den anderen Zutaten, und schneebestreuen Sie gut, bis Sie einen Teig erhalten.

2.Scoop Esslöffel Teig auf einem Backblech mit Pergamentpapier ausgekleidet legen sie in den Ofen bei 350 F, und backen für 20 Minuten.

3.Lassen Sie es kühl für ein paar Minuten und servieren.

Ernährung:

• Kalorien: 200

• Fett: 4,5 g

• Faser: 3,4 g

• Kohlenhydrate: 9,5 g

• Protein: 2,4 g

Erdbeeren Creme

Zubereitungszeit: 10 Minuten

Kochzeit: 20 Minuten

Portionen: 4

Zutaten:

- 1/2 Tasse Stevia

- 2 Pfund Erdbeeren, gehackt

- 1 Tasse Mandelmilch

- Zest von 1 Zitrone, gerieben

- 1/2 Tasse schwere Creme

- Drei Eigelb gerührt

Wegbeschreibungen:

1. Erhitzen Sie eine Pfanne mit der Milch bei mittlerer Hitze, fügen Sie die Stevia und die restlichen Zutaten. Gut rühren, 20 Minuten köcheln lassen, in Tassen teilen und kalt servieren.

Ernährung:

- Kalorien: 152

- Fett: 4,4 g

- Faser: 5,5 g

- Kohlenhydrate: 5,1 g

- Protein: 0,8 g

Äpfel und Pflaumenkuchen

Zubereitungszeit: 10 Minuten

Kochzeit: 40 Minuten

Portionen: 4

Zutaten:

• 7 Unzen Mandelmehl Ein Ei gerührt

• Fünf Esslöffel Stevia

• Ein Teelöffel Backpulver

• 3 Unzen warme Mandelmilch

• 2 Pfund Pflaumen, entsteint und in Viertel geschnitten

• Zwei Äpfel, entkernt und gehackt

• Zest von 1 Zitrone, gerieben

Wegbeschreibungen:

1. In einer Schüssel die Mandelmilch mit dem Ei, Stevia und den restlichen Zutaten außer dem Kochspray und dem Schneebesen gut vermischen.

2.Grease eine Kuchenpfanne mit dem Öl, gießen Sie die

Kuchenmischung innen, in den Ofen einführen, dann backen

bei 350F für 40 Minuten.

3.Abkühlen, schneiden und servieren.

Ernährung:

•Kalorien: 209

•Fett: 6,4 g

•Faser: 6 g

•Kohlenhydrate: 8 g

•Protein: 6,6 g

Kardamom Mandelcreme

Zubereitungszeit: 30 Minuten Kochzeit: 0 Minuten

Portionen: 4

Zutaten:

- Saft von 1 Limette

- 1/2 Tasse Stevia

- Ein und eineinhalb Tassen Wasser

- 3 Tassen Mandelmilch

- 1/2 Tasse Honig

- Zwei Teelöffel Kardamom, gemahlen

- Ein Teelöffel Rosenwasser

- Ein Teelöffel Vanilleextrakt

Wegbeschreibungen:

1.In einen Mixer, mischen Sie das Cardamon mit Mandelmilch und den restlichen Zutaten. Gut pulsieren, in Tassen teilen und vor dem Servieren 30 Minuten im Kühlschrank aufbewahren.

Ernährung:

- Kalorien: 283

- Fett: 11,8 g

- Faser: 0,3 g

- Protein: 7,1 g